AF144116

Literaturliste:

www.thomassonnberger.wordpress.com

Erik Kandel, Biologie des Geistes, Suhrkamp
Daniel Kahnemann, www.Wikipedia.com
Mandelbaum, www.Wikipedia.com
Thomas Sonnberger, Zeitmanagement, BoD
Thomas Sonnberger, Kommunikation als Rezept, BoD
Thomas Sonnberger, Super(t)raum Wohnraum, BoD
Thomas Sonnberger, Supermacht Emotionen, BoD
Thomas Sonnberger, Ohne Hypnose zu magischen Kräften, BoD

Das Leben ist stärker als der Gedanke

Der Film zum Buch:
www.thomassonnberger.wordpress.com

Der magische Koch

Gesnussvoll schlank

Samba für die Sinne

Die Seele des Körpers, des Lebens

und Herzens

Kunden, die das Buch gekauft haben können ein Erstgespräch unter: T.Sonnberger@hotmail.com buchen.

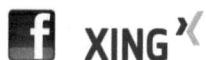 **XING**

Geistiges Eigentum © 2015
Alle Rechte vorbehalten.
Zur Verwendung dieses Werkes bedarf es auf alle Fälle der schriftlichen Genehmigung des Autors. Es gelten die AGB von Thomas Sonnberger.

Auch jede wissenschaftliche Theorie beschreibt nur einen Ausschnitt der Wirklichkeit. Wir sind begrenzt und dennoch ist vieles möglich.

Druckfehler und Irrtümer vorbehalten.

Den Film zum Buch finden Sie in YouTube unter: Thomas Sonnberger

ISBN: 9783734750649

Herstellung und Verlag: BoD – Books on Demand, Norderstedt

Das Leben ist stärker als der Gedanke

Nachhaltigkeit für die Sinne

Materie zieht Unordnung an, schon deshalb sollen wir ein Gleichgewicht bewirken.

Wir neigen zum Negativdenker, obwohl wir allen Grund hätten positiv zu denken.
Die einzige richtige Denkart heißt, Fakten vergehen, Glaube, heißt Emotion, bleibt.

Der Goldene Schnitt macht die Zellen des Menschen lernfähig, weil er ein kleines Ungleichgewicht darstellt, welches wir in ein Gleichgewicht bringen wollen.
Deshalb berühren uns die berühmtesten Bilder der Welt, wie Mona Lisa, Bauwerke, wie Notre-Dame, die Blüten, Schmetterlinge, Seesterne, sogar die DNA, auch der Bauchnabel, die Atmung, Mode und Rhythmen spiegeln den Goldenen Schnitt, und bringen den Körper zum Leuchten und zum Jubeln. Dadurch soll uns sehen, hören, tasten, schmecken und riechen heilig oder bewusst werden.

Also, Goldener Schnitt visualisieren und fertig ist die Traumfigur.

Langjährige Studien haben ergeben, dass unregelmäßige Arbeitsgeschwindigkeiten den Stress erhöhen, aber nachhaltige Arbeit die Menschen gesund und sogar glücklich macht.

Viele Menschen gehen in die Natur, um sich wohl zu fühlen, dabei spielt ein anderer Aspekt ein große Rolle, denn in der Natur finden wir Abstand zum Grübeln und gewinnen neue Wege, heißt Ideen.

„Nichts ist weicher und nachgiebiger als Wasser und dennoch gibt es nichts, das wie Wasser Starres und Hartes bezwingt", hat Laotse einmal gesagt.
Wasser nützt die anstrengende Nichtanstrengung, um ans Ziel zu kommen.
Studien belegen, dass die Natur den Menschen körperlich und psychisch aktiviert.

Der moderne Life-Style besteht jedoch aus liegen, sitzen und stehen, obwohl Bewegung natürlich und aktiv macht.

Ob eine Wohnung groß oder klein ist, entscheiden wir selbst.
Der Wert eines Diamanten ist in Europa hoch, in der Wüste niedrig. Der Wert des Wassers ist in der Wüste hoch, der Wert des Diamanten niedrig. Was ein Diamant oder Wasser wert ist, bestimmen wir selbst.
Essen kann keine Löcher im Herzen stopfen, denn was uns schmeckt entscheiden wir selbst.

Genuss (!) können wir nur durch Absichtslosigkeit lernen,

meint,

Ihr

Thomas Sonnberger

Das Leben ist stärker als der Gedanke

Emotionen

sind die Hauptdarsteller unserer Untersuchungen, weil

- Stimulanz, Dominanz und Balance wichtige Vorhersageparameter für Gesundheit (Immunologie) und Kommunikation sind
- in der Hypnose das Gehirn sogar „inaktiv" ist
- durch Genuss und Absichtslosigkeit: Energie entsteht
- Personen, Partner den stärksten Einfluss auf unsere Enscheidungen ausüben
- Wissen, Anerkennung, heißt, Honorar bringen
- neue Informationen Energie bringen
- alte Informationen löschen Energie kostet
- Kommunikation der wichtigste Faktor ist

Selbstorganisation von Zeit

▲ Stimulanztyp: hat Humor und den gewissen Durchblick

Wer früh aufsteht hat mehr vom Tag und vom sozialen Leben.

Denn es gibt nichts Schlimmeres, als seinen Tag in Hektik zu beginnen. Es ist nicht nur ein gutes Gefühl, zu arbeiten, während die meisten noch schlafen, es ist auch effektiver. Niemand ist da, der einem ablenken könnte.

Es ist ein wahrer Luxus, wenn Sie sich frühmorgends hinsetzen, frühstücken und abends einen Spaziergang machen, Freunde treffen oder Hobbys nachgehen.

▲ Dominanztyp kennt die Richtung, den Rhythmus und hat die gewisse Neigung zur Reflexion

Testen, testen, testen, vor dem Roll-out. Das Feld ist die Wahrheit, dann machen.
Fühlt es sich besser an, wenn man einen geordneten Kopf hat und einen sortierten Schreibtisch vorfindet?

▲ Balancetyp: genießt die win-win Situation

Wir verlieben uns in ein Hobby, weil wir dazu keine Menschen brauchen. Dieses Beispiel erklärt sehr gut, dass Abstand oder Durchlässigkeit eine enorme Eigenschaft ist.
Wenn Sie auf ein Abendbrot verzichten oder einen Spaziergang am Abend machen, dann hat die Morgenstund Gold im Mund.

Das Leben ist stärker als der Gedanke

Ideen

Kapitel 1

DER MAGISCHE KOCH

Balance

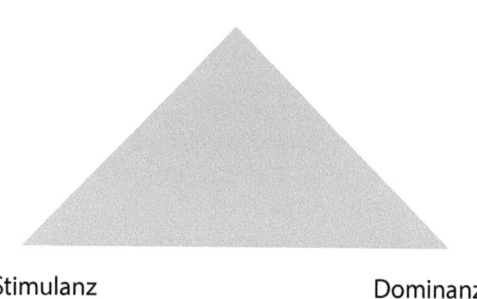

Stimulanz   Dominanz

Jeder hat das Talent zum (Ein-)Kochen

Emotionen machen konkurrenzlos

Das Leben ist stärker als der Gedanke

Zauberformel Kochkunst

Praktisches Beispiel ...
Auch die Bienenkönigin wird nur durch richtige Er-
nährung groß, stark und eine Führungskraft.

Letzte Erledigungen für den sinnlichen Abend zu
zweit. Die Verführung, das Glück, das Schöne, das
Kostbare soll bereits bei der gemeinsamen Zubereitung des Mahls beginnen.

Das Schmecken und Riechen spielt bei der Liebe,
dem Selbstwertgefühl und beim Essen eine große Rolle. Die Liebe im Zeichen der Aphrodite ist ein Fest
der Lebensfreude, der Düfte, Gewürze, Farben, Musik
und der Selbsterkenntnis.

Die Gattung Mensch hat sich buchstäblich schlau ge-
kocht. Das Kochen mit Gewürzen ermöglicht eine
vielschichtige, energiereiche Nahrung und eine rasche
Hirn- und Herzensentwicklung.

Die Paarbildung, die gemeinsame Lösung von Proble-
men und die erweiterte Kommunikation sind die Fol-
gen des gemeinsamen Mahls. Durch das gemeinsame
Essen beschleunigte der Mensch die Entwicklung der
Kommunikation und in Folge der Innovation.
Frische Gewürze, Früchte und gedünstetes Gemüse,
reduzieren nicht nur das Risiko zu erkranken, sondern tragen zur Stimulanz der Heilung bei.

Selbstorganisation der Sinnlichkeit

Durch Farben und Gerüche lernen wir Gefühle vor-
herzusagen und Energie zu sammeln und zu spei-
chern.
Es gibt in der Landwirtschaft unzählige Rohstoffe,
die verarbeitet werden könnten. Zitrone und Pfeffer, Spargel, Marille, Erdbeere sind Beispiele, was
man alles machen kann.
Das Gehirn kann sich nicht heilen, aber die Kommunikation.

Männer suchen die Venus und Frauen mitunter ein
„Mars"...

Bei Frauen könnte Schokolade wahre Wunder wirken. Kakao enthält Stoffe, die auch körpereigen her-
gestellt werden, und für verliebte Stimmung sorgen:
Kakao mit Vanille ist so ein Zaubertrank. Oder
doch etwas Schärferes?

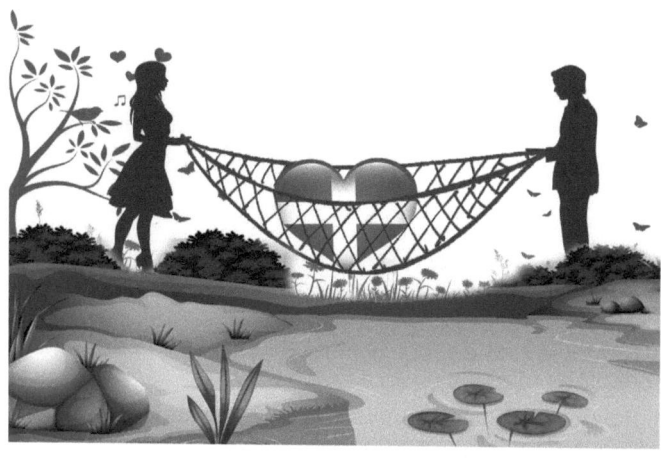

Das Leben ist stärker als der Gedanke

Drei Schritte zum magischen Koch:

Der langjährige Starkoch Helmut Österreicher erklärt mir sein Erfolgsgeheimnis: „Die meisten Menschen schließen vom Hauptgericht auf die Gewürze. Ich mache es umgekehrt. Mich inspirieren die Gewürze und ich schließe daraus auf die Hauptbeilage, wie Fleisch, Fisch oder Teigwaren." Und weiter: „Kochen spricht alle Sinne an."

Energe(Tisch): Stellen Sie sich vor, Ihre Augen sind für eine Viertelstunde verbunden, und Sie müssen: Konsistenz, Gestaltung, Textur, Temperatur und Geruch der Speisen ausdenken, um den Gusto anzusprechen. Durch diese Übung können unsere Spiegelneuronen eine Situation vorhersagen.

Eines der „Geheimnisse", um „energe(Tisch)" zu sein, ist es die Ernährung bunt und schmackhaft zu machen.

„Zum Geschmackserlebnis gehört auch, dass manche Speisen knusprig sind. Ich möchte immer, dass die Erwartungen übertroffen werden."

Will heißen,

• Stimulanz: vielseitig betrachten: knipsen

• Dominanz: knusprig: knistern

• Balance: schmecken, genießen: kooperieren

1. Schritt Stimulanz: Gewürze

Gewürze sind Genuss, Erfahrung oder Abenteuer und eine Herzenssache.

Zitrone und Pfeffer, dass erkennt man sofort, erleichern das Leben.

Gewürze und würzendes Gemüse (Veilchen, Knoblauch, Lorbeer, Basilikum, Karotte, Zwiebel, Dill, Minze, Muskatnuss, Oregano, scharfer Paprika, Lauch, Petersilie, Rettich, Rosmarin, Salbei, Sellerie, ...) sollen die Verwendung von Salz reduzieren.

Dazu ein paar Beispiele:

Vielen Erkrankungen, gehen Entzündungen oder Depressionen voraus, die das Immunsystem schwächen. Die entzündungshemmenden Substanzen in manchen Kräutern sollen in vielen Fällen Erkrankungen vorbeugen oder diese vermeiden.

Curry wirkt entgiftend.

Knoblauch war als Speise und Medikament schon 30 Jahrhunderte v. Chr. bekannt, insbesondere seine antiseptische und antiarteriosklerotische Wirkung.

Lorbeer, seine anregende und zugleich lösende Wirkung ist seit der Antike bekannt .

Kapern gelten als anregend und leberschützend.

Das Leben ist stärker als der Gedanke

Zwiebel gelten als reinigend und regen an.

Süßdolde gilt als reinigend, magenfreundlich und schützt der Überlieferung nach vor Ödemen.

Minze wird lösende, magenfreundliche, antiseptische und schmerzstillende Wirkung nachgesagt.
Oregano hat eine magenfreundliche, lösende und schmerzstillende Wirkung und hilft gegen Infektion der Atemwege.

Muskatnuss gilt als anregend und magenfreundlich.

Scharfer Paprika wirkt in kleinen Mengen anregend.

Lauch ist als lindernd und tonisierend bekannt.

Rettich wirkt anregend.

Karotte ist reich an Vitamin A, Karottenöl und soll zur Erektion verhelfen.

Petersilie ist reich an Vitamin C und wirkt anregend und reinigend.

Sellerie wird in der Volksmedizin gegen Libidostörung eingesetzt und ist reich an Eisen, Phosphor, Magnesium, Kalzium, Schwefel.

Rosmarin wirkt anregend, magenfreundlich und krampflösend.

Salbei wird eine tonisierende, krampflösende, antiseptische und magenfreundliche Wirkung nachgesagt.

Basilikum wird in alten Kulturen und heute noch auf Haiti als Kraut mit Fruchtbarkeit und Leidenschaft verbunden. Es soll jungen Müttern geholfen haben, die Milchproduktion in Gang zu bringen.

Weizen ist reich an Mineralien und Spurenelementen und verkörpert wie Reis Fruchtbarkeit.

2. Schritt Dominanz: Authentizität

Dominanz im Alltag bedeutet Sprache, denn Sprache bewirkt Selbstdarstellung.
Authentizität beim Kochen bedeutet, Produkte aus der Region zu verwenden und den Speisen ihren natürlichen Geschmack zu belassen, sie also nicht zu überwürzen.

Die wahre Gaumenfreude und Kraft liegt in der Selbstlosigkeit: Dies ist die Grundlage für den Geh-nuss.

Dies beginnt bereits mit der Lagerung, der Luftfeuchtigkeit, um Vitamine und Mineralstoffe so weit wie möglich zu erhalten.

Damit die Bekömmlichkeit der Speisen erhalten bleibt, sollen bekanntlich nährstoffschonende Gartechniken genutzt werden.

Das Leben ist stärker als der Gedanke

3.Schritt Balance:
Die magische Orchestrierung

Damit sich Wasser und Öl bei den Saucen und Salaten ideal binden, geben wir ein bisschen Senf dazu.

Das Verbindende, wie die Saucen, schafft Balance. Saucen sind das Heiligtum oder die Magie in der französischen Küche und orchestrieren das Gericht erst so richtig.

Apfelkren: Äpfel, Zitrone, Zucker, geriebener Kren, Essig in Wasser dünsten, anschließend mixen oder passieren.

Cumberlandsauce: Orangen- und Zitronenschalen kurz in Rotwein kochen, danach mit Preiselbeeren und dem Ribiselgelee verrühren und das Senfpulver dazumischen. Sauce mixen oder passieren und einige Tropfen Zitronen-, Orangensaft, Portwein oder Sherry.

Curry-, Kapernsauce: Geschnittener Zwiebel, Wurzelwerk, Mehl, Currypulver, Butter, Obers/Joghurt, Eidotter, heiße Suppe, danach mixen oder passieren

Dillsauce: Dille, Butter, Mehl, heiße Suppe, Sauerrahm/Joghurt, mit Salz und Pfeffer abschmecken

Holländische Sauce/Mayonnaise/Schnittlauch/Petersilie/Kapern: Eidotter, Wein/Senf, Zitronensaft, Salz, Pfeffer, heißes Wasser, Butter, Schnittlauch/Petersilie/Kapern

Ideen

Das Leben ist stärker als der Gedanke

Das Geheimnis der Küchenzauberer

Viel wird um das Geheimnis von gutemlust eines Musters, einer Gewohnheit, auch Trauer ist ein lebendiger Zustand. Geschmack gerätselt. Dieses jedoch ist leicht erklärt: ES GIBT KEINES. Genießer wissen, dass darin schlicht die Offenbarung liegt. Von der Saat bis zur vollendeten Zubereitung stehen Ehrlichkeit und Originalität an erster Stelle. Die Schönheit des Geschmackes ist das Bewusstsein des Geistes.

Koch mich ein! Die Liebesmahlzeit:

Wer häufig Sport betreibt und Lokale besucht, lernt viele Menschen kennen. In der Menge begegnen sich plötzlich zwei, die aufeinander aufmerksam werden. Überall dort, wo Menschen aufeinander treffen, können Freundschaften entstehen.

Ob Arbeitsplatz oder Zufallsbekanntschaft im Lokal - die meisten Beziehungen zwischen Mann und Frau kommen beim gemeinsamen Essen so richtig in Schwung. „Liebe geht durch den Magen", heißt es für Menschen, die sich bei einer Liebesmahlzeit näher kennen gelernt und verliebt haben. Viele kochen ihren künftigen Partner auch mit selbst Zubereitetem im wahrsten Sinn des Wortes ein. Jetzt suchen wir die schönsten Liebesmahlzeiten.

Suppe: Jeder hat das Talent zum (Ein-)Kochen

Suppenzauber

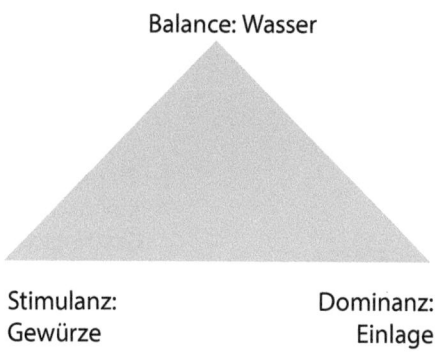

Balance: Wasser

Stimulanz: Gewürze

Dominanz: Einlage

Stimulanz (Gewürze)	Dominanz (Einlage)	Balance (Wasser)
Kartoffel-Kräuter-Suppe:		
Zwiebel, Knoblauch, Butter, Magarine, Dille, Kresse, Kräutersalz, Majoran	Erdäpfel	heißes Wasser, Joghurt, /Sojacreme
Kombinationen:		
Karotte, Zwiebel, Knollen-Sellerie, Petersilie, Curry, Reis, Eigelb, Minze, Zitronensaft, Salz und Pfeffer	Klare Suppe (Tofu und Gemüse in ganzen Stücken) Echte Suppe (Gemüse mixen)	heißes Wasser (Suppe)

Das Leben ist stärker als der Gedanke

Zauberhafte Menüs

Balance: Saucen (Salsa)

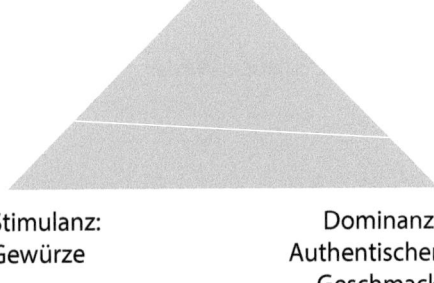

Stimulanz:
Gewürze

Dominanz:
Authentischer
Geschmack

Der Sinne der Rezepte liegt darin, das sie zur Innovation und Freude anregen sollen.

Stimulanz	Dominanz	Balance
Kombinationen		
Ingwer/Zitrone/Chili/ Birnensaft/Majoran/ Rosmarin/Pflaumen/ Basilikum/Rosinen, Porree	Nudelgerichte/ Fleisch/Fisch/ Gemüse, Tofu	Sojacreme/ (Crème fraiche) aus Oliven und Basilikum/Jo-ghurt
gehackte Knoblauchzehen anbra-ten, nach 7 Minuten ge-hackte Tomaten dazuge-ben, nach 15 Minuten mit geriebenem Pfeffer mit Basilikum würzen und mit Parmesan bestreuen.	Nudeln (Maka-roni, Spaget-thi), knusprige Kartoffel	In einer Brat-pfanne 2 Ess-löffel Olivenöl erwärmen und langsam Hüh-nerbouillon dazugeben.

Zitronen, Wodka	Fisch	Sojacreme, /Sauce
Spinat	Fisch	Sojacreme, /Sauce
rote Rübe, Erdapfel gekocht, Äpfel, kleine Zwiebel, Dille, Salz, Pfeffer, Zitronensaft, Kümmel	Matjesheringe	Sojacreme, /Joghurt
Erbsen, milder Schafskäse	Teigwaren	Sojcreme, /Sauce
Tomaten, feinge- hackte Zwiebel, Knoblauchzehe, Muskat, Koreander, Zimt, Piment,	Kübiscremesuppe	Sojacreme, /Butter, Topfen, Gemüse- suppe
Muskat, Salz, Sel- lerie, Liebstöckel, Majoran, Thymian	Fisolen/ gedünstete Karotten	Sojacreme, / Basilikumsauce, Gemüsesuppe
Zwiebel, Salz, mit frischer Petersilie garnieren	Kürbisfleisch, Kastanienwürfel, Rindfleisch in Oli- venöl dünsten,	Sojacreme, /Creme fraiche, Gemüse- brühe
Apfel/Bananen/ Spargel, Mandari- nen/Zitronen/Kür- biskerne/Kartoffel/ Karotte, Rosinen/ Pilz	Lachsstreifen oder Fleisch erhitzen	Sojacreme, /Ma- rinade (Olivenöl/ Kernöl, Balsamico- Essig)
Ingwer, roter Paprika, Zitrone, Knoblauch fein gehackt,	Scholle	Sojacreme, /Gemü- sesauce Beilagen: Kartoffel, Broccoli

Das Leben ist stärker als der Gedanke

Zwiebel/Spargel/ Pilze/Ananas/ Apfel/Kiwi/Wein- kraut/Senf/Cognac	Fleisch	Krennsauce mit Sojacreme/ Joghurt verdünnen
Apfel/Thymian/ Knoblauch	Risotto	Sojacreme/ Sauce (Zwiebel leicht anschwitzen)
Sojacreme, Salz, Pfeffer, Radies- chen, Schnittlauch,	Vollkornbrot	fettarme Milch
Chilli, Sesamöl, Frühlingszwiebel, Knoblauch, Kore- ander	Karfiol mit Salz- wasser	Rettichsauce mit Sojacreme/ Joghurt verdünnen
Rotweinessig zum Ablöschen	Gemüse schneiden und erhitzen	Krennsauce mit Sojacreme/ Joghurt
Majoran, Pfeffer, Zwiebel, Kartoffel, Tofuklößchen	Sauerkrauteintopf/ Sauerkrautsuppe	Sojacreme/ saure Sahne, Tomaten- mark
gespickte Dörr- pflaume im Tofu- mantel, gratinierter Apfel	Kartoffelnudeln	Sojacreme/ Zwiebelsauce/ und Petersilie
Salz, Pfeffer, Essig, Kraut	Fisch	Sojacreme
Ananas, Weißwein, Wacholder, Lor- beer, Knoblauch	Fisch	Sojacreme, /Sauer- kraut (Eden)
Avocado, Grape- fruit	Blattsalat	Sojacreme, /Joghurt, Honig-Dressing
Ribiseln, Feigen, Zwiebeln, Kräuter	Tofu anbraten,	dann 15 Minuten in Wasser kochen

Ideen

Das Leben ist stärker als der Gedanke

Europäische Küche

Mir schmeckt die Vielfalt und Kreativität. Deshalb schmeckt mir der europäische Gedanke. Der Variantenreichtum der Speisen macht auch eine kreative und „energeTische" Küche. Diese Vielfalt spiegelt die breit gefächerte Palette an Herkunft der Menschen und Kulturen wider und trägt das Ihre zur Völkerverständigung bei.

Pilzsauce		
Burgunder, Thymian, Salz, Pfeffer, Lorbeer	Pilze (Champignons)	Sojacreme, /Sahne, Milch, Butter, Mehl,

Roasttofu		
Thymian, Salz, Pfeffer	Roasttofu	Sojacreme, / Minzsauce

Krustenbraten		
Lorbeer, Zwiebeln, Salz, Pfeffer, Suppengemüse	Tofu	Gemüsesuppe Gemüsewürfel

Apfelkuchen		
Zucker, Zitronensaft Marzipan, Staubzucker, Rosinen	Äpfel	Apfelmus, Butter, Mehl, Sojacreme

Tofu		
Karotten, Peter-silienwurzeln, Poree, Zwiebeln, Knollensellerie, Pfefferkörner	Tofu (kochen in Salz-wasser), geschnitten servieren	Sojacreme, Sahne, Mehl, Butter, Brühe, Eigelb Dill, Salz

Sauerkrautgulasch		
Sauerkraut (Wasser abgießen), Zwie-beln, Speck, Salz, Pfeffer, Lorbeer, Kümmel, Paprika-pulver	Gulaschfleisch	Sojacreme, Sahne, Mehl

Brotsuppe (Leivasuppe)		
Zucker/Honig, Apfelstückchen, Rosinen	trockenes Roggen-brot	Sojacreme, Wasser, Milch, Butter

Gemüse (Kesä)		
Radieschen, Salz, weißer Pfeffer, Dill/ Petersilie, Garnellen, Erbsen	Gemüse: Karotten, Karfiol, Fisolen, Spinat, Kartoffeln	Sojacreme, Wasser, Butter, Milch, Mehl, Schlagobers, ein Dotter

Stew		
Zwiebel, Knoblauch-zehe, Karotten, Knol-lensellerie, Lauch, Petersilie, Kümmel, Muskat, Thymian, Salz, Pfeffer	Lammschulter, Kartoffeln, Weiß-kohl	Sojacreme, Rind-suppe

Das Leben ist stärker als der Gedanke

Krautwickel		
Paprikapulver, Pfeffer, Bohnenkraut, Zwiebel, Tomatenmark, kleine Tomaten, Salz, Zucker, Lorbeer	Sauer eingelegtes Weißkraut, Tofu	Sauce: Sojacreme, Wasser, Tofubrühe, Öl, Reis

Zucchini, Ricotta-Lasagne		
Knoblauchzehen, Basilikum, Salbeiblätter, Pinienkerne, Paprikaschotten, Salz, weißer Pfeffer, Muskatnuss	Lasagne-Nudelplatten, Zucchini	Sauce: Sojacreme, Ricotta, Eigelb, Olivenöl, Butter, Mehl, Milch

Kugelis		
Zwiebel, Tofu, Salz, Pfeffer,	Kartoffeln	Sojacreme, /Milch, Eier, Fett

Zitronen-Pfeffer-Tofu		
Pfeffer, Zitrone, Salz, Karotte, Staudensellerie, Knoblauchzehen, Rosmarinzweig, Lorbeer, Rotwein	Tofu	Sojacreme, /Suppe/ fertiger Wildfond, Olivenöl, Mehl
Kümmelsenfgurken, Zwiebeln, Dijonsenf, Paprikapulver, Mehl, Weißweinessig	Tofu mit Brot	Krautsalat, Lobeerblatt, Gemüsefond

Chicoree mit Käse überbacken		
geriebener Goudakäse, Worcestersauce, Salz, Pfeffer	Chicoree	Sojacreme, Milch, Mehl, Butter/Magarine, Tofubrühe

Ideen

Das Leben ist stärker als der Gedanke

Quiz

Stimulanz	Dominanz	Balance
Süße, Weintrauben	Fleisch/Teigwaren...?	Sauce...?
Schafskäse, Erbsen	Teigware/ Tofu...?	...?
Maria Theresia Cafe		
Marille?	.....?	.....?
Steirischer Campari		
Apfel?	...?	...?
Italienischer Campari		
Melone?	...?	...?
Niederösterreichischer Campari		
Weintraube?	...?	...?

That's the way
I like it
Say ok
I like it

KC Sunshine Band

_____

_____

_____

_____

_____

_____

_____

_____

_____

_____

_____

_____

_____

_____

_____

_____

_____

_____

_____

_____

_____

_____

Das Leben ist stärker als der Gedanke

Gastrosophen

Wenn uns die Welt Untertan sein soll, dann beschäftigen sich die Ökosophen mit den Gedanken zur transzendenten Wirtschaft und die Gastrosophen mit den Gedanken zum transzendenten Genuss. Die Menschen von heute suchen Perspektiven, Abwechslung und Entspannungsoasen, um dem Alltag und Leistungsdruck für einige Zeit zu entfliehen.

Ein Gastronom zu sein bedeutet also nicht nur, mit einer ausgezeichneten Küche aufzuwarten, sondern auch mit Service und Ambiente einen Gefühlscocktail zu mixen, in dem die Gäste sich wohl fühlen.

Back mich: Nachspeisen stimulieren die Basissinne. Dadurch erfährt der Mensch Wohlbefinden und mittlere Spannung.

Indem wir unsere körperliche Stabilität durch Schmecken und Genießen verbessern, machen wir es anderen leichter, uns anzunehmen.

Die bunten Farben der Früchte und Gewürze

Apfel statt Birne gilt als Jungbrunnen, Lustmacher und

Verführer von Weltruf, ist reich an Spurenelementen, Mineralstoffen und Vitaminen und erinnert auch optisch an Rundungen...

Erdbeere ist reich an Vitamin C und Symbol der Verführung.
Mandel soll anregend wirken – mit ihr wird Leidenschaft und Fruchtbarkeit verbunden.
Kirsche ist ein Liebessymbol und Lustmacher, reich an Vitamin A und C.

Weintraube. Was wäre Erotik ohne Weintrauben? Als Rosinen wurden sie im Orient am Ende eines Liebesmahles serviert. Sie sind reich an Vitamin A, C und E sowie Folsäure, Kalium, Natrium.

Zimt ist in fast allen Aphrodisiaka enthalten, insbesondere in der indischen und arabischen Welt.

Birne hat die ideale Form und stärkt die Liebe.

Sehen wir uns an, wie das emotionale Dreieck bei **Desserts** funktioniert:

Eis	Sojacreme und viele Gewürze	Wasser, Milch
Wodka kalt	Birne	würzige Sojacreme
Prise Zimt	gebackene Apfelspalten	Calvadosschaum/ Sojacreme
Weintraubenöl	Ananas am Spieß	Vanillesauce/ und Sojacreme

Das Leben ist stärker als der Gedanke

Walk on the wine side

Bei der Weinauswahl können Sie folgende Basis-empfehlung berücksichtigen. Je leichter die Speisen, desto leichter der Wein. Je schwerer das Essen, desto kräftiger, reifer der Tropfen. Die Balance-instruktion wird alten Weinen zugeordnet.

Stimulanz	Dominanz	Balance
Pinot Blanc	Blauer Zweigelt Reserve	alter Wein

Eine natürliche und magische Küche ist eine nachhaltige Investition, eine betörende, selbstbewusste, verführerische Kommunikation und versorgt Geist und Körper mit Energie.

Ideen

Das Leben ist stärker als der Gedanke

Kapitel 2

DER MAGISCHE KOCH

Balance

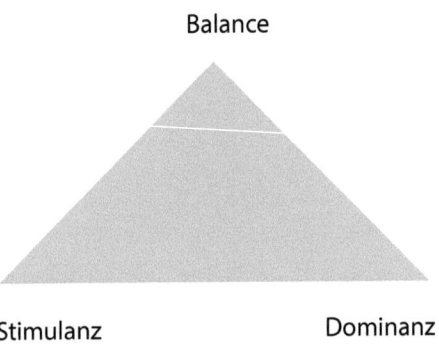

Stimulanz   Dominanz

Jeder hat das Talent
zum (Ein-)Kochen

Emotionen
machen konkurrenzlos

Wozu hadern?

Dirigenten haben von allen Berufgruppen die höchste Lebenserwartung.

Im Lied „*Lose yourself*" besingt Eminem den „Moment und die Musik", um ins „Hand-eln" zu kommen-".

„*I was so scared, to say I love you*", singt Paul McCartney.

Das Leben ist stärker als der Gedanke

Privat Spa in meiner Tasche

Wenn nicht alles nach Wunsch läuft, dann bedeutet ein Nein: Noch einige Informationen offen.

Wenn die Energie abnimmt, insbesondere ab dem vierzigsten Lebensjahr, kann das Inhalieren von Düften, zum Beispiel von Lavendel, die Blutchemie und die Genetik eines Menschen derart verändern, dass er weniger Stress empfindet.

Die Düfte an den Hotspots auftragen: Kinn, Hals und Schulter.

Geheime Energie (Waffen):
Düfte sind die sanften Schwingen

Die Haut nimmt nicht nur die Düfte wahr, sondern hört auch die Schwingung, die einen Östrogenschub auslöst und für ein phänomenal vitales Hautklima sorgt.

▲ Stimulanzduft: Rose, Orchidee, Veilchen, Pfirsich

▲ Dominanzduft: Bergamottöl, Moschus

▲ Balanceduft: Zedern-, Sandelholz, Patschuli

Chanel Nr. 5 ist seit Jahrzehnten die Nummer eins. Es besteht aus vielen Ingredienzien, wie Rose, Orangenschale, Jasmin, Maiglöckchen, Jonone, Veilchen, Hesperiden, Bergamottöl, Zitrus, Vanilin, Eichenmoos, Zimtrinde, Patschuli, Sandelholz, Moschus...

Selbstorganistion im Leben

Glückshormone nehmen im Alter ab, Stresshormone bleiben(!) Emotionen generieren unser Verhalten und beeinflussen die Gene. Deshalb vermuten Epigenetiker, dass bereits Berührung unsere Gene beeinflusst. Deshalb wird in der Jahrtausenden alten asiatischen Tradition das Herz dem Kaiserorgan zugeordnet.

Glück ist nicht das Ziel, sondern das Ergebnis der Vorstellung. Denken ist der letzte Stand der Illusion, denn ohne Emotionen (klingt hart) ist der Körper ein Kadaver.

Nützen wir die Möglichkeiten? Chancen?

Das Leben ist stärker als der Gedanke

Zauberformel Kommunikation,

denn die Hypnose wirkt über das Sprachzentrum

Opal:

▲ *O*rientierungsfragen: Was wissen Sie über mein Produkt...?
▲ *P*roblemfragen
▲ *A*uswirkungsfragen: Darf ich Ihnen das erklären.....
▲ *L*ösungsfragen an den Gesprächpartner:

▲ humorvolle Übertreibungen (Bin ich auch noch da?)
▲ Dankeschön für das „ehrliche Feedback" oder
▲ den „glasklaren" Standpunkt.

Was können Ablehnungen bedeuten?
Wenn im Gespräch
▲ Veränderungen, Ideen unmöglich erscheinen

▲ an Erfahrungen, Signalkonflikten, Ausbildungen festhalten wird,
dann erkennt man spätestens nach der fünften Frage den eigentlichen Grund ...
Oder:
Nicht alles was hinkt, ist ein Vergleich.

Informationsgleichgewicht,
Genuss (Absichtslosigkeit) steigert die
Energie
soziale Kompetenz, Grundspannung
Kooperationsfähigkeit

Balance

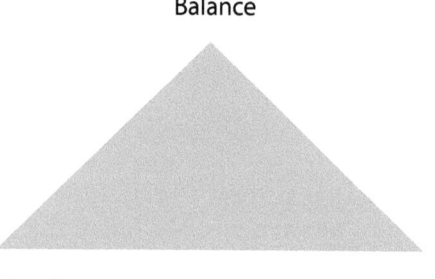

Stimulanz   Dominanz

Orientierungsfragen, Gesten   Auswirkungsfragen
Neugierde wecken   Problemfragen
Wohin geht die Reise?   Beständigkeit, Wachstum
Was möchten Sie sagen?   Antwort fordern

Das Leben ist stärker als der Gedanke

Selbstorganisation

Während Sie diese Zeilen hier lesen, können Sie Ihre Resonanzfähigkeit am Beispiel des Muskeltonus erkennen. Denn eine Verspannung mindert das Einfühlungsvermögen, um einen Kontakt aufzubauen.

1. Schritt Stimulanz: Schon vor dem Gespräch können wir Informationen sammeln und Verständnis anbieten. Angst ist keine Hemmschwelle, sondern mein Berater für den Wende- oder Ausgangspunkt. Wenn wir Zustimmung, Neugierde und Interesse beim Gesprächspartner wecken, dann bewirken wir den ersten und wichtigsten Schritt.

2. Schritt Dominanz: ist das „Punschkrapferl", wenn wir „Fähigkeiten auf beiden Seiten entdecken", dann können wir Meilensteine setzen und Anker lichten.

3. Schritt Balance: Die Zellen lernen am Beispiel des Goldenen Schnittes ein Gleichgewicht herzustellen.

Walk on the client side

Rom, Barcelona oder Paris?

Das emotionale Gehirn besteht aus Stimulanz, Dominanz und Balance. Alles, was keine Story, heißt, Emotionen auslöst, ist für das Gehirn wertlos.
Ohne einer besonderen Emotion bleibt das Produkt im Regal stehen.

Wettbewerbsvorteile,
um wirtschaftlich zu sein

▲ Stimulanz: Freude eröffnet Möglichkeiten, Attraktivität mit Herz

▲ Dominanz: Ehre, Beat, Status, Beständigkeit, Sprache (Darstellung)

▲ Balance: Entspannung bewirkt Konzentration, Wahrnehmung bewirkt Beziehungen

Wie entscheiden wir?
Bier, Wein oder Wasser?

Die meisten Manager legen die Daten nach ihren Erfahrungen und Erinnerungen aus. Auch wenn ein neues Produkt Begeisterung auslöst und die Leute schlange stehen, kann die Anzahl der Unzufriedenen das Produkt mindern oder zerstören. Wie gut ein Produkt ist, entscheiden hauptsächlich die Personen, Partner um das Produkt herum.

Das Leben ist stärker als der Gedanke

Super(t)raum Wohnraum
„Wohnen ist eine Liebesbeziehung"

Ältere Menschen haben das Gefühl, die Zeit verrinnt immer schneller. Kinder erleben ständig Neues, müssen völlig neue Eindrücke verarbeiten, ihre Gehirnvernetzung, Wahrnehmung und Optimierung ist in vollem Gang.

Im Gegensatz dazu machen ältere Menschen alltägliche Handlungen schon fast automatisch, wie Autofahren, Essen etc. Das mindert die Wahrnehmung und hinterlässt kaum Spuren der Zeitwahrnehmung.

Rate mal. Welcher Typ bin ich?

▲ Stimulanz: Chancentyp, Lichtmensch, Sonnenschein, Herzensmensch, Abwechslung

▲ Dominanz: Wachstum, Rhythmus, Macher, Logiker

▲ Balance: Sicherheitstyp, Wellnesstyp, Traditionstyp

Wer führt den Vorsitz? Wer kann eine Lage besser einschätzen?

Mit den Gefühlen kann ich etwas fühlen, mit den Emotionen kann ich etwas bewegen. Emotionen wirken supraneuronal, also ohne Reibung. Wenn der Mensch exponentiell und assoziativ denken würde, dann wäre die emotionale Intelligenz unendlich. Deshalb ordnen wir jeden Raum einer Emotion zu, die unseren Körper unterstützt.

▲ Stimulanz: (Eingangstor, Wohnzimmer, Gastraum)
Freude, Licht

Licht besteht sowohl aus Teilchen als auch aus Wellen; obwohl es widersprüchlich aussieht, sind sie dennoch gleich. Auch die Welt erscheint uns außen real und innen abstrakt.

▲ Dominanz: (Arbeitszimmer) Richtung, Beständigkeit
Im Frühjahr wachsen, blühen die Pflanzen vulkanartig.

▲ Balance: (Schlafzimmer) Erdung
Entspannung, Hingabe, Ressource

Nähere Informationen im Buch: Super(t)raum Wohnraum

Das Leben ist stärker als der Gedanke

Emotionen generieren Produkte

Erfolgreiche Produkte wie der Sportschuh von „Puma", der „Life Ball" und die Salzburger Festspiele verknüpfen meist zwei emotionale Instruktionen. So konnte der Sportartikelhersteller Puma Jil Sanders für das Design der „Sportschuhe" gewinnen.
Der neue Sportschuh entwickelte sich zum Kultprodukt. Frauen, die zuvor nie Sportschuhe trugen, kauften den emotional aufgeladenen Schuh.
Auch im Hosenbereich für Herrn ist für Designer alles drin, wenn es ihnen gelingt ein sportliches Logo auf den Gesäßtaschen zu platzieren.
Kultprodukte, wie „Puma", der „Life Ball" und die Salzburger Festspiele werden so selbst zum Medium. Hinzu kommt noch, dass beim „Life Ball" die Zuseher zweimal im Mittelpunkt des Abends stehen.

Förderer der Salzburger Festspiele zahlen 900 Euro und die Freunde der Festspiele 100 Euro auf ein Konto, um eine bevorzugte Behandlung zu erfahren. Wer den Betrag nicht zahlt, erhält für die Festspielhöhepunkte Restkarten. So wurde für manchen Manager der Kulturaub zum fixen Bestandteil seines Lebens. Mittlerweile hat der fördernde Verein 5000 Mitglieder und präsentiert die Festspiele in den wichtigsten Städten der Welt.

Die Festspiele sind ein Wirtschaftsmotor für die gesamte Region, mit rund 230 000 Übernachtungen.

Ein bisschen Spaß muss sein, dann kommt das Christkind rein

Der Adventtourismus erfreut sich immer größerer Beliebtheit: 40 Prozent der Tagesgäste kommen wegen der Adventmärkte. Vor allem bei Deutschen, Italienern und Slowenen sind die Adventmärkte beliebt.

Die Gemeinden veranstalten zur Erntezeit Feste zum Thema Spargel, Hopfen, Wein, Marille, Erdbeere, Erdäpfel, Honig, Spinat, Kürbis, Kirsche, Birne, Apfel, Bärlauch, Getreide,...
Für die Produkte veranstalten Verbände und Gemeinden Feste zum Thema Valentin, Advent, Design, Holz, Glas, Jazz, Blumen, Halloween, St. Patrick. Geld braucht Kultur. Unbedingt.

Vielleicht gehören Sie zu jenen, die Urlaub mit Bergen, Tälern, Seen, Geschichte, Entspannung, Kultur und Architektur erleben wollen? Rust, Baden, Schärding, Gmunden, Bad Ischl, Radstadt, Judenburg, Hall, Imst, Spittal an der Drau, Fischamend, Feldkirch, Imst, Bruck, Lienz, Radkersburg, Mödling, Karpfenberg punkten mit Sport, Kunst und Natur.

Den Wintertraum können wir uns in Salzburg, Tirol, Vorarlberg, Kärnten, Steiermark, Oberösterreich, Niederösterreich und Burgenland erfüllen. Den Eistraum können wir in Wien „erfühlen".

Das Leben ist stärker als der Gedanke

Lachen ist eine Macht,
vor der die Größten dieser Welt sich beugen
müssen.

Emile Zola

Ideen

Das Leben ist stärker als der Gedanke

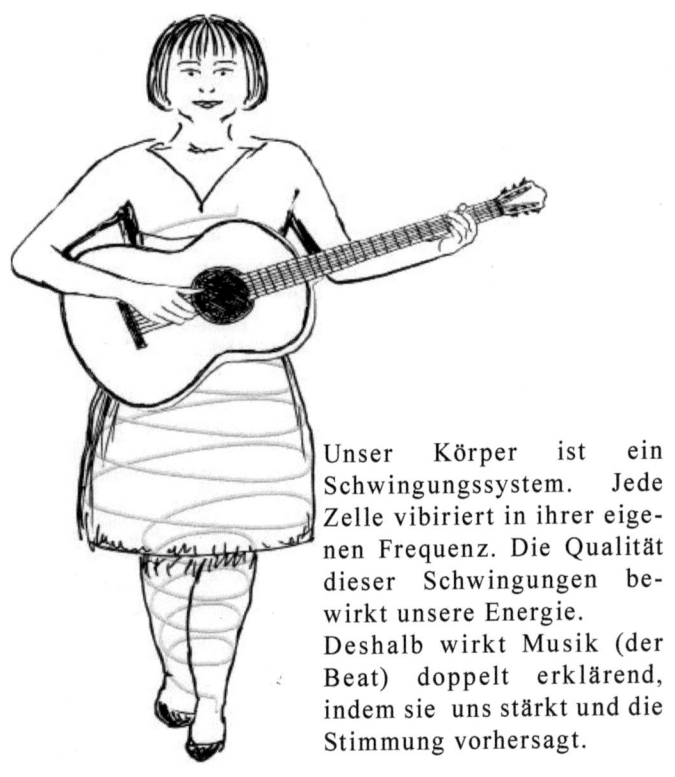

Unser Körper ist ein Schwingungssystem. Jede Zelle vibiriert in ihrer eigenen Frequenz. Die Qualität dieser Schwingungen bewirkt unsere Energie.
Deshalb wirkt Musik (der Beat) doppelt erklärend, indem sie uns stärkt und die Stimmung vorhersagt.

48 Traumfigur